人畜共患病防控系列丛书

你问我答
话血吸虫病

中国动物疫病预防控制中心 组织编写

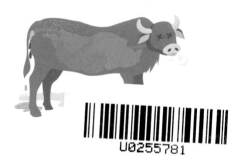

U0255781

化学工业出版社

·北京·

内容简介

血吸虫病是由血吸虫寄生于人或家畜体内所引起的一种人畜共患的寄生虫病，我国规定其为乙类传染病。血吸虫病曾在我国南方肆虐多年，给当地人民的身体健康、家畜安全和经济发展造成很大危害。预防为主，人与家畜同步防治是我国血防教育的重点。本书共包含88个问题，采用一问一答的形式，就血吸虫病的基本知识、危害、预防措施、检疫与监督、人员防护进行了全面介绍。本书图文并茂，内容贴近生活，适合大众阅读，实为从业人员和大众了解血吸虫病、预防血吸虫病的知识读本。

图书在版编目（CIP）数据

你问我答话血吸虫病/中国动物疫病预防控制中心组织编写. —北京：化学工业出版社，2020.12（2023.7 重印）
（人畜共患病防控系列丛书）
ISBN 978-7-122-38220-7

Ⅰ.①你… Ⅱ.①中… Ⅲ.①血吸虫病-防治-问题解答
Ⅳ.①R532.21-44

中国版本图书馆 CIP 数据核字（2020）第 249924 号

责任编辑：刘志茹　邱飞婵　　　　　　　　　　装帧设计：关　飞
责任校对：王　静

出版发行：化学工业出版社（北京市东城区青年湖南街 13 号
　　　　　邮政编码 100011）
印　　装：中煤（北京）印务有限公司
710mm×1000mm　1/32　印张 2¾　字数 44 千字
2023 年 7 月北京第 1 版第 2 次印刷

购书咨询：010-64518888
售后服务：010-64518899
网　　址：http://www.cip.com.cn
凡购买本书，如有缺损质量问题，本社销售中心负责调换。

定　　价：20.00 元

目 录

第三部分　监测、检疫与监督

第四部分　人员防护

第 一 部 分

概述

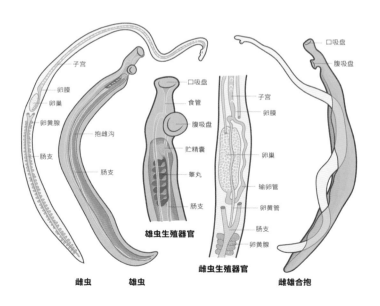

子宫

卵膜

卵巢

卵黄腺

抱雌沟

肠支

肠支

口吸盘

食管

腹吸盘

贮精囊

睾丸

肠支

雄虫生殖器官

子宫

卵膜

卵巢

输卵管

卵黄管

肠支

卵黄腺

雌虫生殖器官

口吸盘

腹吸盘

雌虫　　　雄虫　　　　　　　　　　　　　　　　雌雄合抱

1. 什么是血吸虫病？

血吸虫病是由血吸虫寄生于人或家畜体内所引起的一种寄生虫病。在中国，主要是指日本血吸虫病。日本血吸虫病俗称大肚子病，是一种严重危害人民身体健康和生命安全，影响经济社会发展的重大传染病。《中华人民共和国传染病防治法》规定其为乙类传染病。

2. 血吸虫是什么虫子？

血吸虫是寄生于脊椎动物血管内、以血液为食的裂体科吸虫的俗称。血吸虫属于动物界、扁形动物门、吸虫纲、复殖目、裂体科，雌雄异体。发育成熟的雌性虫体和雄性虫体一般是合抱在一起的，剖检出来后肉眼可见。

3. 血吸虫有多少种类？

血吸虫种类繁多，人类认知的有86种，其中有19种与人类致病有关。全球范围内危害人体健康的血吸虫主要有6种：日本血吸虫、曼氏血吸虫、埃及血吸虫、间插血吸虫、湄公血吸虫以及马来血吸虫，其中分布广、危害大的血吸虫主要是前三种。在中国已报道的危害人和其他脊椎动物的血吸虫有30种和一个变种。除严重危害人体健康和养殖业的日本血吸虫外，土耳其斯坦东毕吸虫是我国危害严重的牛和羊的血吸虫，引起尾蚴性皮炎，因此，所有血吸虫病都是人畜共患病。

由于日本血吸虫对人体健康危害和公共卫生意义最大，所以，在中国，血吸虫一般指日本血吸虫，血吸虫病的防控也指日本血吸虫病防控。

4. 血吸虫病在世界上哪些国家和地区流行？

日本血吸虫病主要在亚洲的中国、日本、菲律宾和印度尼西亚流行。曼氏血吸虫病主要流行于中南美洲、中东和非洲。埃及血吸虫病主要流行于非洲与东地中海地区。

5. 日本血吸虫病的病原是什么？

日本血吸虫病病原为日本血吸虫，又称日本裂体吸虫或日本分体吸虫，属于扁形动物门吸虫纲裂体科。在哺乳动物体内的日本血吸虫根据发育程度分为幼虫和成虫（发育成熟的虫体），雌雄异体；成虫呈圆柱形，口、腹吸盘位于虫体前端。性成熟雄虫长 12 ～ 20 毫米，宽 0.5 ～ 0.55 毫米，乳白色，虫体向腹侧弯曲，自腹吸盘后，体两侧向腹面卷折，形成抱雌沟。性成熟雌虫前细后粗，虫体长 20 ～ 25 毫米，宽 0.1 ～ 0.3 毫米，口、腹吸盘均较雄虫小，一般被雄虫抱于抱雌沟内。虫卵为椭圆形或近圆形、淡黄色，大小平均为（70～100）微米×（50～65）微米，卵壳较薄，有一钩状侧棘。成熟虫卵内有纤毛颤动的毛蚴。

6. 我国流行的是什么血吸虫病？

在我国流行的血吸虫病是日本血吸虫病。日本血吸虫是由日本科学家桂田氏于1904年在日本山梨县甲府市首先发现而命名。

7. 日本血吸虫病在我国流行的历史有多久？

中国寄生虫学者于1971年和1975年分别在湖南长沙和湖北江陵两地出土的西汉古尸（肝脏、肠道）中查到了血吸虫虫卵，这一发现证实日本血吸虫病在中国至少有2100年的流行历史。

8. 我国哪些地区流行日本血吸虫病？

日本血吸虫病曾在我国长江流域及其以南的江苏、浙江、安徽、江西、湖南、湖北、广东、广西、福建、四川、云南和上海12个省（自治区、直辖市）的450个县（市、区）流行。经过60余年的治理，血吸虫病感染率降至历史最低水平，取得了巨大成就。

9. 目前我国日本血吸虫病疫情如何？

截至2018年年底，上海、浙江、福建、广东和广西5个省（直辖市、自治区）已经达到消除标准；四川省达到传播阻断标准；云南、江苏、湖北、安徽、江西和湖南6省达到传播控制标准。全国共有450个血吸虫病流行县（市、区），总人口2.60亿；共有血吸虫病流行村28456个，总人口7005.97万人，263个县（58.44%）达到血吸虫病消除标准，124个县（27.56%）达到传播阻断标准，63个县（14%）仍处于传播控制阶段。

10. 日本血吸虫除寄生人体外，还可感染哪些动物？

日本血吸虫除寄生人体外，还可感染40余种哺乳动物，包括牛、羊、猪、马、驴、骡、犬、兔等家养动物，以及褐家鼠、家鼠、田鼠、松鼠、刺猬、山猫、野兔、野猪及猴等野生动物。

11. 日本血吸虫的发育有几个阶段？

血吸虫生长、发育、繁殖的一个循环过程，称为血吸虫的生活史，包括成虫、虫卵、毛蚴、母胞蚴、子胞蚴、尾蚴和童虫7个阶段。日本血吸虫在终末宿主体内行有性繁殖，在钉螺体内行无性繁殖，其生活史中各个发育阶段的特征如下。

（1）成虫：成虫寄生于终末宿主的门静脉和肠系膜静脉内，雄虫和雌虫合抱在一起，一条雌虫每天可以产卵1000～3500枚。

（2）虫卵：虫卵随血液进入肝脏、其他脏器以及组织内，进行胚胎发育，形成含毛蚴的成熟虫卵，肝脏内的成熟虫卵可形成肉芽肿或虫卵结节，随后虫卵逐渐死亡、钙化，进入肠壁组织的虫卵刺激肠壁组织，导致组织坏死，形成溃疡，溃疡处的虫卵脱落进入肠腔，随粪便排出体外。

（3）毛蚴：虫卵随粪便排出体外后，如果进入水中，在适宜的温度、水质和光照条件下，孵出毛蚴；毛蚴在水中凭借纤毛不断地游动，寻找中间宿主钉螺。

（4）母胞蚴：毛蚴遇到钉螺，侵入钉螺的软组织内，约经48小时，即形成袋状的充满胚细胞的母胞蚴。母胞蚴体内的胚细胞不断增殖，分批次发育成胚团（或胚球），并进一步发育成袋状子胞蚴；一个成熟的母胞蚴体内有很多子胞蚴。

（5）子胞蚴：大约在钉螺感染后22天，母胞蚴体内的子胞蚴开始溢出并到钉螺消化腺内继续发育；其体内胚细胞不断增殖形成胚团（或胚球），并进一步分批次发育成尾蚴。

（6）尾蚴：大约在毛蚴感染钉螺47天后，子胞蚴体内成熟的尾蚴突破子胞蚴壁进入钉螺的组织内，在头腺帮助下移行到伪鳃并溢出螺体，进入水中。

（7）童虫：分布在水中的尾蚴，若遇到终末宿主（人或哺乳动物），借助头腺分泌物的溶解作用从皮肤侵入宿主体内，尾部脱落，成为童虫；童虫随循环系统首先移行到肺，然后再到肝，最后寄居于肠系膜静脉，在此发育至完全成熟，成为成虫；在适宜宿主体内，一般在感染后15天左右，雌性虫体和雄性虫体开始合抱，21～23天性成熟，24天开始产卵。

12. 血吸虫的生活史中要经过几个宿主？

血吸虫生活史中有两个宿主。一个是终末宿主，即成虫寄生和成虫交配产卵阶段（有性繁殖阶段）的宿主。日本血吸虫的终末宿主除人类以外，还包括牛、羊、马、驴、猪、猫、犬、虎、老鼠等40余种家畜和野生哺乳动物。另一个是中间宿主——螺类，是毛蚴进入其体内后先发育为母胞蚴，并不断产生子胞蚴，最后由子胞蚴不断分裂产生尾蚴的无性繁殖阶段的宿主。钉螺是日本血吸虫唯一的中间宿主。

13. 日本血吸虫的寿命有多长？

一般认为日本血吸虫在人体内的平均寿命为3.5年，但少数可以存活30年甚至更久。在其他动物体内，血吸虫寿命因宿主适宜性不同而呈现很大的差异。在适宜性强的宿主体内寿命长，在适宜性弱的动物体内寿命短，一般为1～4年，但有报道在黄牛体内寿命可达10年甚至更长。

14. 什么是钉螺？

钉螺是能水陆两栖的卵生淡水螺，是一种很小的螺蛳，雌雄异体，壳口端比较粗，顶端比较尖细，外形似小螺丝钉，属于软体动物门、腹足纲、前鳃亚纲、栉鳃目、圆口螺科，壳长约10毫米、宽约4毫米，分布于亚洲东部和东南部，包括中国的长江流域以南地区。生存于湖沼（包括附近山丘地区）或水网地区的钉螺，个体相对粗大，有肋；云南、四川等地的钉螺贝壳较薄，壳面光滑无纵肋，个体相对较小。

15. 钉螺在日本血吸虫病传播中起什么作用？

钉螺是日本血吸虫的唯一中间宿主，血吸虫通过钉螺进行无性繁殖，产生大量尾蚴，保持其种群繁衍。没有钉螺，日本血吸虫的生活史就会中断，日本血吸虫病就不能流行。因此，钉螺在日本血吸虫病的传播过程中起着至关重要的作用，对钉螺的控制和净化也成为预防日本血吸虫病的重要措施。

16.钉螺喜欢在哪些环境中生活？

钉螺是水陆两栖的螺类。幼体多喜欢生活在水中，成体一般喜欢生活在水线以上潮湿地带的草丛中。植被是钉螺生存必需的环境，特别是中低植物或洲滩上的苔草等是钉螺最喜欢的生存环境。在湖沼型流行区，钉螺主要分布于湖北、湖南、安徽、江西、江苏等省的长江沿岸和湖泊周围，在湖沼沿岸带的湖汊、洲滩、草滩、江河沿岸的芦苇滩等处；在长江三角洲地带的水网型流行区，钉螺沿河岸分布，多栖息于水线上、下各1米范围内的湖堤岸上；在山丘型流行区，包括四川、云南、广西、福建、台湾以及长江中下游地区的山区，钉螺按水系分布，主要于河道、稻田以及水系旁的山坡草地。

17.目前我国有螺面积有多大？

2018年全国实有钉螺面积363014.4公顷，其中湖沼型、水网型、山丘型流行区有螺面积分别为343874.04公顷、220.92公顷和18919.44公顷，分别占全国总有螺面积的94.73%、0.06%和5.21%。

18.什么叫疫水？

疫水就是指含有血吸虫尾蚴的水。人和动物裸露的皮肤如果接触到疫水，水中的尾蚴会在很短的时间内通过皮肤钻入表皮，引起血吸虫病。

19.血吸虫病是如何传播的？

日本血吸虫病的传播方式有两种：一是经钉螺和水传播；二是垂直传播，即患病母亲（或母畜）经胎盘传播给婴儿（或幼畜）。

经钉螺和水传播是其传播的最主要途径：感染血吸虫的人与其他动物都是传染源，其中日本血吸虫病的主要传染源是患者和病牛。传染源排出的粪便中含有血吸虫虫卵，虫卵随粪便入水后，可在水中利用钉螺孵化为尾蚴，当人和家畜接触到疫水后，可以通过皮肤、黏膜与尾蚴接触而受到感染。

20.感染血吸虫的主要途径有哪些？

人和动物感染日本血吸虫主要通过三种途径：一是经皮肤感染，当人和动物的皮肤接触疫水时，水中尾蚴会通过皮肤表皮进入体内而发生感染；二是经黏膜感染，当人和动物饮用含尾蚴的疫水或吞食带有尾蚴露水的食物时，尾蚴可以从口腔黏膜进入体内而发生感染，也有羊吞食含有尾蚴的钉螺（阳性钉螺）而感染的报道。人一般因生产、生活、游泳、戏水等方式接触疫水造成感染，人与动物在草地上行走时，接触带有尾蚴的露水或水珠造成感染；三是胎内感染，也称垂直感染，感染母亲（母畜）可通过胎盘将血吸虫传给胎儿，造成子代感染，这在家畜和实验动物中已得到证实。

21.哪些人容易感染血吸虫？

不论什么人，只要接触疫水都可以感染血吸虫。接触疫水机会越多，感染的机会就越大，病情也就越重。这与当地居民生产、生活用水习惯有关。例如因生产在田间从事育秧、栽秧、收割、放水灌田、防洪排涝、捕鱼、捉虾、割草等，或因洗衣服、洗蔬菜、游泳、洗手、洗脚等而接触疫水的人容易感染血吸虫。

22.哪些家畜容易感染血吸虫？

所有哺乳类家畜只要接触疫水都可能感染。但家畜感染血吸虫的状况与家畜接触疫水的频率（机会）和家畜的品种有关。接触疫水机会越多的家畜，感染的可能性越大。在同等条件下，黄牛、羊、犬比水牛、马（骡、驴）更容易感染；对水牛而言，小牛比大牛更容易感染。

23.家畜在传播血吸虫病中的意义如何？

患病家畜，特别是病牛，是我国日本血吸虫病最主要的传染源，在我国血吸虫病传播中具有重要意义。人和家畜血吸虫病疫情是有相关性的，家畜感染率和人的感染率呈正相关关系，即家畜感染率高的地区，人的感染率也高。因此，控制家畜血吸虫病具有源头控制的意义。

24. 什么季节容易感染血吸虫？

血吸虫感染具有明显的季节性特点。血吸虫感染一般是与尾蚴溢出季节、家畜和人长时间接触疫水的季节、当地水位的季节性变化有关。在云南、四川的高山峡谷型流行区，感染季节大多在 4～10 月；在长江中下游低海拔流行区，除最低气温的 1 月外全年都可感染，感染大多发生在春、夏、秋三季，感染高峰为 4～5 月和 9～10 月。在一些特殊地域，一年四季均可感染血吸虫，如菲律宾等。

25.人感染血吸虫后会出现什么典型症状？

人感染血吸虫后前期主要表现症状为腹泻或痢疾，伴有发热、头晕头痛和贫血等症状，发展到后期则表现为胸痛、咯血及肝脾肿大。

26.急性日本血吸虫病患者的临床症状是什么?

日本血吸虫感染人体后,急性患者均会出现间歇性发热(38 ~ 40℃),发热时间可持续数日到4个月不等。发热期的急性患者会出现皮疹症状,以荨麻疹为主。长时间发热者伴有贫血、消瘦及良性水肿、腹泻等现象,严重者最后导致肝脾轻微肿大。

27.慢性日本血吸虫病患者的临床症状是什么?

慢性日本血吸虫病患者的典型症状主要表现为腹泻和腹痛,大便呈黏液稀便,偶见血便,患者还会有肝脾肿大的症状,主要以肝肿大为主。之后随着患者病情的发展,脾部会逐渐增大,当患者的疾病逐渐加重之后,会出现消瘦、乏力以及劳动力减退等症状,严重者还会逐渐发展为肝纤维化,甚至是发展为肝硬化。

28.晚期日本血吸虫病患者的临床症状是什么?

晚期日本血吸虫病患者多发生高热伴畏寒,临床症状可分为巨脾、腹水及侏儒三型。常见是以肝脾肿大、腹水、门静脉高压、食管下端及胃底静脉曲张为主的综合征，晚期患者亦可并发消化道出血、肝硬化等严重症状。晚期儿童症状多见垂体前叶功能减退影响生长发育和生殖而致的侏儒症。

29.家畜感染日本血吸虫的典型临床症状是什么？

家畜感染血吸虫后出现症状的强弱与家畜的种类、年龄、感染程度、营养状况、饲养管理状况等有关。感染血吸虫的家畜一般会出现急性感染症状，体温可达40～41℃或表现为间歇性热。病畜表现为精神不佳、食欲不振、行动缓慢，离群久卧或呆立不动，之后会出现腹泻下痢，粪便夹带血液、黏液，被毛粗乱，肛门括约肌松弛，排粪失禁等。严重者会出现直肠外翻，病畜消瘦、贫血、步态摇摆、起卧困难，最终倒地不起，呼吸缓慢，衰竭死亡。感染较轻的病畜，一般表现为消瘦、伴有腹泻，劳动力明显下降。

30.家畜血吸虫病的潜伏期有多长？

家畜在大量感染血吸虫后一般几分钟即可在感染部位出现皮疹，10天左右开始减食，2周左右出现高温症状，20天开始出现腹泻，35天开始由粪便中排出虫卵。

第二部分

诊断、治疗和预防

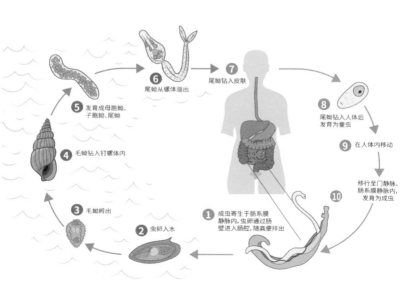

⑤ 发育成母胞蚴、子胞蚴、尾蚴

④ 毛蚴钻入钉螺体内

③ 毛蚴孵出

② 虫卵入水

⑥ 尾蚴从螺体溢出

⑦ 尾蚴钻入皮肤

⑧ 尾蚴钻入人体后发育为童虫

⑨ 在人体内移动

移行至门静脉、肠系膜静脉内，发育为成虫

⑩

① 成虫寄生于肠系膜静脉内，虫卵通过肠壁进入肠腔，随粪便排出

31.如何对家畜血吸虫病进行临床诊断？

　　动物血吸虫病具有很明显的地方性。在流行区，根据临床症状、疫水接触史等可进行初步诊断。首先，临床询问中要注意动物品种、来源、年龄、饲养方式、牧草来源等与该病流行密切相关的资料收集；再根据当地血吸虫病流行情况、病牛（羊）症状、是否在疫区放牧、牧草来源、放牧地点的钉螺情况等做出初步判断，对可疑病畜应收集血样、粪样进行实验室诊断，从而确诊。对于死亡病畜可根据肝脏典型的虫卵结节等病理变化及其他相关资料综合判断，在死亡病畜体内找到虫体、虫卵结节的病例可以确诊。在非流行区，根据临床症状和是否来自疫区进行初步诊断。

32.家畜血吸虫病的实验室检测方法有哪些？

　　目前已报道的家畜日本血吸虫病的实验室检测方法较多，包括病原学检测技术、血清学检测技术和分子检测技术。病原学检测技术有粪便毛蚴孵化、粪便镜检、直肠黏膜镜检和死亡动物尸检等方法。血清学检测技术有间接血凝试验（IHA）、酶联免疫吸附试验（ELISA）、斑点酶联免疫吸附试验（dot-ELISA）、免疫胶体试纸条等。分子检测技术主要有巢式PCR、荧光定量PCR等技术。目前防治过程中应用最多的是粪便毛蚴孵化、间接血凝试验、免疫胶体试纸条等。

33.家畜感染日本血吸虫后多长时间可以查到虫卵或毛蚴？

日本血吸虫感染家畜后的发育速度与家畜种类有关。在适宜性好的家畜体内发育良好，在适宜性差的家畜体内发育差，产卵时间延后。一般在感染24天后虫体开始排卵。家畜感染日本血吸虫后到粪便中查出虫卵或粪便孵化查出毛蚴的时间与感染剂量、家畜种类有关。一般黄牛和羊在感染后39～42天、水牛在感染后46～50天可以从粪便中查出虫卵或孵化出毛蚴。

34.治疗家畜血吸虫病主要有哪些药物？

治疗家畜血吸虫病的主要药物有：锑剂（酒石酸锑钾、酒石酸锑钠）、非锑剂（呋喃丙胺、六氯对二甲苯、尼立哒唑、双萘羟酸副品红、敌百虫）、硝硫氰胺（又称7505）、硝硫氰醚（7804）、氯硝柳胺（又称血防67）、依弗米丁、吡喹酮、青蒿素及其衍生物、环孢菌素A（CsA）。目前，吡喹酮是治疗家畜血吸虫病的首选药物，应用最广泛。

35.吡喹酮的药理特性是什么？

吡喹酮主要有两种药理作用。一是使虫体肌肉发生强直性收缩而产生痉挛性麻痹：血吸虫接触低浓度吡喹酮后仅20秒虫体张力即增高，药浓度达1毫克/升以上时，虫体瞬即强烈挛缩。二是虫体皮层损害与宿主免疫功能参与：吡喹酮对虫体皮层有迅速而明显的损伤作用，引起合胞体外皮肿胀，出现空泡，形成大疱，突出体表，最终表皮糜烂溃破，分泌体几乎全部消失，环肌与纵肌亦迅速先后溶解。在宿主体内，服药后15分钟即可见虫体外皮空泡变性。皮层破坏后，影响虫体吸收与排泄功能，更重要的是其体表抗原暴露，从而易遭受宿主的免疫攻击，大量嗜酸粒细胞附着皮损处并侵入，促使虫体死亡。此外，吡喹酮还能引起继发性变化，使虫体表膜去极化，皮层碱性磷酸酶活性明显降低，致使葡萄糖的摄取受抑制，内源性糖原耗竭。吡喹酮还可抑制虫体核酸与蛋白质的合成。

36.吡喹酮在治疗血吸虫病方面有什么优缺点？

吡喹酮是一种毒性较低的广谱抗蠕虫药，且无致突变性、致畸性和致癌性。常规剂量下寄生虫治愈率可达90%以上，明显优于其他类抗血吸虫药物，而且对肝吸虫病、肺吸虫病、姜片虫病、绦虫病和囊虫病等都有良好的疗效,副作用少，疗效高，疗程短，使用方便。缺点是对血吸虫童虫作用不明显。

37.吡喹酮主要有哪几种剂型？

吡喹酮剂型主要有：粉剂、预混粉剂、微粒、片剂、水混悬液、乳剂等。目前常用的为吡喹酮片剂。

38.家畜治疗时使用吡喹酮的剂量是多少？

家畜种类不同，使用吡喹酮的剂量也不尽相同。一次用药剂量为：黄牛（奶牛）口服每千克体重30毫克(限量9克)；水牛每千克体重25毫克（限量10克）；羊每千克体重25毫克；猪每千克体重60毫克；马属动物（马、骡、驴等）每千克体重20毫克。

39.家畜预防性治疗每年实施几次较好？

家畜预防性治疗也可称为群体治疗，根据放牧习惯和易感季节，并综合考虑控制传染源、治疗效果及成本等因素，在我国大部分疫区最好在每年的3～4月和10～11月对在易感地带放牧或活动的家畜进行两次预防性治疗。在湖区汛期结束，家畜重新回到垸外放牧前的10～11月开展群体治疗，是为了减少血吸虫对家畜的危害，降低冬季死亡率和提高家畜的膘情，减少虫卵对环境污染。为了避免在上年 10 ～ 11 月治疗中没有完全驱虫而感染的家畜，在第二年春汛时节成为新传染源，所以在 3 ～ 4 月再开展一次预防性治疗。

40.吡喹酮治疗家畜血吸虫病有哪些注意事项?

对血清学检测阳性（包括病原学检测阳性）和预防性治疗的靶标家畜，在治疗前应进行健康检查，然后根据具体情况，再决定治疗、缓治或不治。健康检查内容，首先询问病史及饲养管理情况，然后按系统检查。主要项目为体温、呼吸、心率、心律、食欲、反刍、瘤胃蠕动、精神、营养以及可视黏膜、年龄等。如为母畜应注意怀孕及哺乳情况。同时应注意以下情况。

（1）怀孕 6 个月以上和哺乳期母畜以及 3 个月以下的犊牛，如果检测为阳性，应缓治，缓治期间要限制其流动（实施圈养）；如果是预防性治疗，可以不治。

（2）有急性传染病、心脏病以及其他严重疾病、年老丧失劳动能力的病畜应淘汰。

（3）吡喹酮口服治疗时做到兽医人员送药上门，亲自灌服，不要随意交给畜主喂服，以防发生意外或漏治。

（4）肌内注射治疗时，注射部位要严格消毒，宜选择颈部两侧或臀部肌肉深部多点注射，以防局部药量过大，刺激机体，加重反应。

（5）吡喹酮三胃注射时要集中治疗，注射部位准确，防止伤及其他脏器。

（6）吡喹酮治疗家畜血吸虫病须按体重给药。称重或估测体重要准确，切忌目测体重。

（7）做好家畜可能药物反应的应急处置准备事项。

41. 家畜在使用吡喹酮治疗过程中出现药物反应如何处理？

使用正常剂量的吡喹酮治疗家畜血吸虫病，绝大多数受治家畜反应轻微，不需要特殊处理，症状会逐渐减轻或消失。少数病例特别是老弱病牛或奶牛会出现较重的反应，可采用中西医结合的方法对症处理，如用青皮汤、猪苓散或黄连解毒汤加平胃散等灌服，结合补液、消炎等措施，同时应加强观察。如果不良反应比较重，如毒副反应、过敏反应应及时使用新斯的明或肾上腺素、复合强力解毒敏进行抢救，再对症治疗。

42. 如何对家畜测体估重？

吡喹酮治疗家畜血吸虫病须按体重给药，切忌目测估重。在有条件的情况下，尽可能实施称重，以便准确计算用药量，无称重条件时则可采用测体估重，计算公式为：

黄牛体重（千克）=（胸围厘米）^{2}×体斜长厘米/10800

水牛体重（千克）=（胸围厘米）^{2}×体斜长厘米/12700

羊体重（千克）=（胸围厘米）^{2}×体斜长厘米/300

猪体重（千克）=（胸围厘米）^{2}×体斜长厘米/14400

马属动物体重（千克）=体高×系数

（瘦弱者为2.1，中等者为2.33，肥胖者为2.56）

胸围是指从肩胛骨的后角围绕胸部一周的长度。体斜长是指从肩端到坐骨端的直线长度，两侧同时测量，取其平均值。体高是指鬐甲到地面的高度。牛体尺测量部位如下图所示。

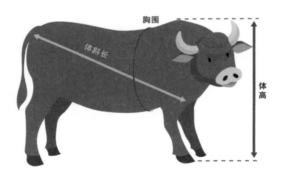

43.为什么要在疫区对家畜进行针对性治疗和预防性治疗？

家畜血吸虫病治疗的目的在于杀灭虫体治愈病畜，

杜绝病原扩散，包含针对性治疗和预防性治疗。其中针对性治疗是对查出的病畜进行治疗，杀灭病畜体内的虫体。预防性治疗是对血吸虫病流行较重的地区有计划地进行定期群体性投药治疗，可以把漏检或尚未检出的病畜治好，最大限度地减少病原（虫卵）对环境的污染，达到净化环境的效果。

44.血吸虫病的预防措施包括哪些？

当前，我国实施以传染源控制为主的防治策略，具体的防治措施包括控制传染源、消灭中间宿主钉螺、安全饮水、宣传健康教育和疫情监测等。其中控制传染源包括开展人和家畜的血吸虫病查治、人和家畜的粪便无害化处理、封洲禁牧、家畜圈养、以机代牛和替代养殖等措施。消灭中间宿主钉螺可采用药物灭螺、环境改造灭螺、生物灭螺等方式。

45.为什么要消灭钉螺？

钉螺是日本血吸虫的唯一中间宿主，消灭钉螺可以阻断血吸虫病传播途径，是控制血吸虫病传播的一项重要措施。

46.怎样消灭钉螺？

消灭钉螺可以采用药物灭螺、地膜覆盖灭螺、生物灭螺、环境改造灭螺等方法，其中环境改造灭螺有农业工程灭螺、土埋灭螺、水改旱和水旱轮作灭螺、高围垦种灭螺、蓄水养殖灭螺、挖塘养殖灭螺、沟渠硬化、兴林抑螺、水利工程灭螺等。

47.什么是药物灭螺？

药物灭螺是利用对钉螺有毒的化学药物或有一定毒性的植物来消灭钉螺，其特点是省人工、见效快并可反复使用。主要有浸杀灭螺法、喷洒灭螺法。

48.农业血防的内容是什么？

农业血防是通过发展农村经济的措施来实施血吸虫病的综合防治，主要内容是开展畜源性传染源控制，包括家畜血吸虫病查治、以机代牛、家畜圈养、建沼气池杀灭虫卵。

49.什么是农业工程灭螺？

农业工程灭螺指在疫区范围内，结合种植业结构调整进行水改旱或水旱轮作，结合农田节水灌溉项目进行沟渠硬化，结合养殖业结构调整开挖池塘进行水产养殖，改造钉螺孳生环境，消灭钉螺或降低钉螺密度，从而降低家畜和人血吸虫的感染率。

50.怎样进行家畜安全管理？

家畜安全管理指规范牲畜流通，强化家畜的放牧管理，在感染季节严禁家畜进入有螺草洲草坡放牧；在螺情严重地区，尽最大努力实施家畜圈养；在螺情较轻地区，建立安全牧场（包括无螺地带），统一到安全牧场和无螺地带放牧；同时加强对疫区家畜的检查、治疗和检疫，防止病原扩散。

51. 怎样进行粪便管理？

血吸虫病患者（病畜）粪便中都含有虫卵，这些粪便如果污染有钉螺的水体，虫卵孵化出毛蚴，毛蚴钻入钉螺体内，发育成尾蚴，尾蚴可经皮肤感染人及其他哺乳动物，所以要进行粪便管理。一是不要在野外包括船上排粪；二是修建无害化厕所，建立沼气池，结合农业生产，采用适合当地习惯的积肥发酵方式，对牛粪进行无害化处理，杀灭粪便中的虫卵，切断血吸虫生活史。

52.为什么要调整养殖结构?

患病家畜（以牛、羊为主）在有螺的洲滩和山坡上放牧，散布病原，使人、畜反复受到感染。调整养殖结构可以大量降低易感家畜数量，减少传染源数量，从而降低发病风险。一是实施替代养殖，大力发展非易感动物——家禽，减少易感家畜饲养量。二是增加水产养殖，在有螺低洼地开挖鱼池（或养虾、养蟹水池），可以达到环改灭螺的效果，同时增加疫区农民收入。

53.为什么要调整易感家畜的养殖模式?

易感家畜的养殖模式的调整是指在血吸虫病疫区将传统的散养敞放模式调整为集约化的圈养模式。实施圈养，一方面可以减少或杜绝易感家畜接触疫水的机会，预防感染；另一方面，即使家畜中有以前感染血吸虫的，也可杜绝其粪便进入水体成为传染源。同时，圈养在部分疫区还可以增加玉米秸秆、红薯苗藤等农作物废弃物的利用，减少环境污染，增加农民收入。

54.为什么要封洲禁牧?

封洲禁牧是湖沼型流行区和水网型流行区切断血吸虫传染源的主要措施。封洲是指在封洲期间一律禁止非生产人群到有螺草洲活动，禁止将有螺地带生长的植物引种到无螺地区；禁牧就是禁止在有钉螺孳生地带放养牛、羊、猪等家畜。实施"封洲禁牧"首先要发布"封洲禁牧"的公告，划定"封洲禁牧"区域和时间，然后加强监管和检查，达到切断病原、净化草洲，保护人、畜免受新感染和重复感染的目的。

55.为什么要实施以机代牛？

在血吸虫病流行区，病牛是污染环境、传播血吸虫病的主要疫源。开展淘汰耕牛，以机械化耕作代替牲畜耕作，减少甚至可以消灭患病耕牛中血吸虫虫卵对环境的污染，也减少农民接触疫水的机会，保护农民的身体健康。

56.水利血防工程是什么？

水利血防工程是指通过水利工程设施建设达到控制血吸虫病传染的一类工程。水利血防工程有进水涵闸改造、大堤护坡硬化等，它们的作用是防止垸外湖洲钉螺进入垸内。

57.林业血防工程是什么？

林业血防工程是以生态经济为原理，以林业生态工程为手段，以改善生态和发展经济为途径，突出生态改善，最终实现抑螺防病的根本目的。林业血防工程包括退耕还林、长江防护林建设、野生动植物保护、湿地保护以及自然保护区建设等。

第三部分

监测、检疫与监督

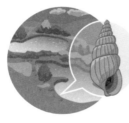

湖沼型钉螺

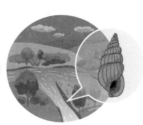

水网型钉螺

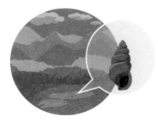

山区型钉螺

58.血吸虫病疫情控制标准是什么？

血吸虫病疫情控制标准是：①居民血吸虫感染率低于5%；②家畜血吸虫感染率低于5%；③不出现急性血吸虫病暴发（以行政村为单位，2周内发生当地感染的急性血吸虫病病例包括确诊病例和临床诊断病例10例以下，或同一感染地点1周内连续发生急性血吸虫病病例5例以下）。

59.血吸虫病传播控制标准是什么？

血吸虫病传播控制标准是：①居民血吸虫感染率低于1%；②家畜血吸虫感染率低于1%；③不出现当地感染的急性血吸虫病病人；④连续2年以上查不到感染性钉螺。

60.血吸虫病传播阻断标准是什么？

血吸虫病传播阻断标准是：①连续5年未发现当地感染的血吸虫病病人；②连续5年未发现当地感染的血吸虫病病畜；③连续5年以上查不到感染性钉螺；④以县为单位，建立和健全敏感、有效的血吸虫病监测体系。

在被考核的流行县，建立敏感、有效的血吸虫病监测体系至少应达到以下要求：①县、乡（镇）由专人负责血吸虫病监测工作，能及时发现并有效处置血吸虫病突发疫情；②县级专业防治机构至少有1名熟练掌握血吸虫病检测的技术人员；③有以村为单位的血吸虫病防控和监测工作档案资料；④制定传播阻断后监测方案并实施监测巩固措施。

61. 血吸虫病消除标准是什么？

血吸虫病消除标准是：达到传播阻断标准后，连续5年未发现当地感染的血吸虫病病人、病畜和感染性钉螺。

62.什么是家畜血吸虫病疫情监测？

家畜血吸虫病疫情监测是指系统性地收集、整理和分析家畜血吸虫病疫情相关信息，及时向需要该信息的单位和个人传递，以便采取相应的措施。包括消除地区、传播阻断地区无疫状态下监测和传播控制区的监测。

63.家畜血吸虫病疫情监测的目的是什么？

消除地区和传播阻断地区无疫状态下监测的目的是

及时探测、发现新病例以及外来病例，防止疫情复燃；传播控制区监测的目的是明确家畜血吸虫病发生的水平和疾病分布状况，评估前期干预措施的效果，进而为下一步干预对策的制定提供科学依据。

64.达到不同标准的血吸虫病疫区如何开展监测？

达到传播阻断标准的地区：每个县（市、区）对有钉螺孳生环境或有螺分布的重点村，随机抽取放牧牛羊（或割草饲喂牛羊）100头（只），如不足100头，全部监测；没有放牧牛羊（或割草饲喂牛羊）的，对农村家养犬进行监测。已达到消除标准的地区：每个县（市、区）对尚有残存螺点或仍然存在钉螺孳生环境、历史上家畜有较高感染率的重点乡镇，随机抽取放牧牛羊（或割草饲喂牛羊）200头（只）进行监测（如不足200头，则全部监测）。

65.血吸虫病传播阻断和消除后为什么还要对家畜进行监测？

由于血吸虫病流行的自然因素和社会因素未彻底改变，血吸虫病传播的风险仍然存在，血吸虫病传播阻断和消除后每年都要进行监测巩固，强化预警，及时发现、处置本地和输入疫情，实施综合治理，巩固防治成果。

66.如何对家畜血吸虫病进行产地检疫?

血吸虫病防治地区的家畜,在出售、运输前都要向当地动物卫生监督机构申报检疫。检疫流程:可以先向养殖主询问有无放牧史,再对有放牧史家畜或养殖方式不清楚的家畜,用间接血凝试验技术初筛,初筛结果为阳性的,再用粪便毛蚴孵化法予以确认。检疫方法和标准参照《家畜日本血吸虫病诊断技术》(GB/T 18640—2017)执行。

67.牛羊养殖场(户)如何配合相关部门做好防疫工作?

养殖者要履行防疫主体责任,提高动物疫病防控意识,建立真实、完整的养殖档案。在血吸虫病流行区域,要配合兽医主管部门做好家畜血吸虫病查病和治病工作,不到有螺地带放牧,做好动物粪便的管理。

68.养殖场引进牛羊时应注意什么?

规模养殖场、牧区畜群应坚持自繁自养,不从外地、外场引进牲畜,养殖小区、农村散养户应坚持"全进全出"的养殖方式,防止疫病传入。引种补栏或必须引进牛羊的,需要牛羊所在地动物卫生监督机构出具检疫证明（省内B证，跨省A证）；如引进的牛羊来自血吸虫病流行区域，还应附有血吸虫病检验报告。调运的动物到达目的地后必须经严格隔离检疫，运抵的动物应在隔离饲养场、区进行30天的隔离饲养，经检测无血吸虫病感染后方可混群饲养。

69.地方畜牧兽医部门在血吸虫病防控中应做好哪些工作？

地方畜牧兽医部门应做好家畜疫情监测、家畜查治、家畜传染源管理，实施农业灭螺工程、开展农业血防宣传教育等；县级以上动物卫生监督机构对在有钉螺地带放养的牛、羊、猪等家畜，有权予以暂扣并进行强制检疫。此外，地方疫病防治部门要重视牛羊检疫工作，提升牛羊血吸虫病的防控水平，不从血吸虫病高风险区引进动物，对引入家畜要进行实验室检测。

70.血吸虫病疫区内的牲畜是否一律不准外运？

不是。根据有关规定，疫区县内牲畜可以外运，但在外运之前必须经所在地动物卫生监督机构检疫合格或兽医主管部门出具血吸虫病检疫报告方可调运（发生疫情时除外）。

71. 新购买的牲畜隔离多长时间才能与当地健康牲畜混群？

至少隔离饲养30天，种畜隔离45天，应进行一次血吸虫病检测，并隔离1个月左右，再进行一次血吸虫病检测。两次阴性方可混群。如果检出阳性，应用药物治疗，其余阴性牲畜再做两次检测，全部阴性时可视为健康牲畜，可混群饲养。从不同地区同时购入的牲畜，在未经检疫合格之前，不能放在同群内饲养。

第四部分

人员防护

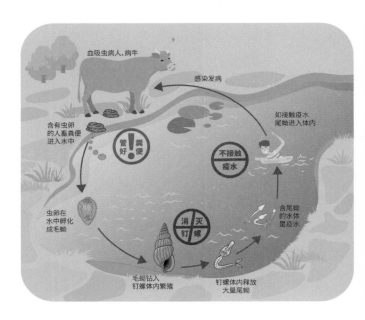

血吸虫病人、病牛

感染发病

含有虫卵的人畜粪便进入水中

管好！粪便

如接触疫水尾蚴进入体内

不接触疫水

虫卵在水中孵化成毛蚴

消灭钉螺

含尾蚴的水体是疫水

毛蚴钻入钉螺体内繁殖

钉螺体内释放大量尾蚴

72.人感染血吸虫后的潜伏期有多长？

从接触疫水到出现临床症状，主要是发热的时间，称潜伏期。潜伏期最短者14天，最长者84天，80%以上在30 ～ 60天。潜伏期长短与感染严重程度有关，平均41.5天。大多数病例出现在35天以后。少数病例潜伏期短于25天。

73.人感染血吸虫后的病程是怎样的？

对血吸虫感染无免疫力的人群初次接触疫水后（初次感染者），或者少数慢性或者晚期血吸虫病病人在感染大量尾蚴后会发生急性血吸虫病。接触疫水后数小时会发生尾蚴性皮炎，主要表现为粟粒至黄豆大小的丘疹，痒，无痛，数小时至2 ～ 3天内消失。在14 ～ 84天潜伏期后，急性血吸虫病病人会出现发热，食欲减退、腹泻伴黏液血便、恶心、呕吐等胃肠道症状，干咳、少痰等呼吸道症状，肝脾肿大等，可通过粪便沉淀孵化检查到虫卵和毛蚴阳性，或乙状结肠镜检虫卵。急性血吸虫病经治疗未愈，或未治自行退热，演变为慢性血吸虫病。流行区居民常与疫水接触，经少量多次感染后获得一定免疫力，居民对血吸虫抗原产生耐受性，表现为慢性血吸虫病。非疫区人群进入疫区，偶尔接触疫水，轻度感染，未表现急性临床症状，或仅有轻度临床症状，未引起注意，经半年至1年左右可出现隐匿性间质性肝炎或慢性血吸虫性结肠炎病变，或B超检查肝脏有回声增强增粗改变。反复或者大量感染血吸虫尾蚴，又未经及时治疗，或治疗不彻底，经过较长时期（5～15年）的病理发展过程，成为肝脏损害较重的晚期血吸虫病。

74.什么地方容易感染血吸虫？

能接触到疫水的地方容易感染血吸虫。在这些地方旅游、活动、劳作，只要做好个人防护，不让疫水接触皮肤，就不会感染血吸虫。

75.怎样知道自己得了血吸虫病？

有疫水接触史，出现相应症状后到相关医院进行检查，或体检发现肝脏病变等相应表现，至医院检查。可以通过血液免疫学检查或粪便检查虫卵（或粪便孵化查毛蚴）确诊。

76.人患血吸虫病后能彻底治愈吗？

急性血吸虫病可以通过口服吡喹酮等正规治疗后治愈，但吡喹酮对重复感染无长期预防作用，所以治愈后要避免再次接触疫水，防止再度感染。慢性血吸虫病大多无明显症状，治疗目的是杀灭体内血吸虫成虫，以消除病原，防止病变发展。晚期血吸虫病已出现肝硬化等不可逆表现，无法彻底治愈，治疗主要包括口服吡喹酮的病原治疗和针对巨脾型、腹水型、侏儒型和结肠增殖型等不同类型的治疗。

77.人感染血吸虫病后如何治疗？

急性血吸虫病患者应住院进行病原治疗和对症治疗，慢性和晚期患者应采取内外结合、病原治疗、对症治疗及中西医结合的原则针对肝硬化及并发症进行综合治疗。吡喹酮目前为治疗血吸虫病的首选药物，具有高效、低毒、副作用少、口服、疗程短等优点。对幼虫、童虫及成虫均有杀灭作用。对急性血吸虫病临床治疗治愈率很高。副作用少而轻，可有头昏、乏力、出汗、轻度腹痛等。通过及时治疗，患者不但能够恢复健康，而且也能减少血吸虫卵排出。

78.治疗血吸虫病主要有哪些药物？

过去曾用酒石酸锑钾、锑-237、血防-846、硝硫氰醚、硝硫氰胺、敌百虫等治疗血吸虫病，但是这些药疗效相对不十分理想，而且一般不良反应比较大。20世纪

70年代末，我国生产的吡喹酮具有划时代的意义，其特点是疗效好、疗程短、不良反应少，是目前血吸虫病的首选药物，也是目前大面积防治的主要药物。

79.吡喹酮在治疗过程中人会出现哪些不良反应？

吡喹酮治疗后的副作用一般轻而短暂，少数患者可能出现明显副作用，主要有：一是神经系统副作用，以头昏、头痛、乏力较多见，个别可见嗜睡、肌肉颤动、共济失调等；二是消化系统副作用，以上腹不适、不定位痛较多见，少数可见恶心、呕吐或伴有腹泻；三是心血管系统副作用，少数患者有心悸、胸闷，个别可有心律失常如期前收缩、心房纤颤等；四是少数患者出现低热、皮疹等。

80.抗洪抢险中服用吡喹酮能预防急性血吸虫病吗？

抗洪抢险中服用吡喹酮是可以预防急性血吸虫病的，应该在首次接触疫水28～35天选用吡喹酮进行治疗，可以杀灭感染的虫体，防止进一步的病变。

81.预防人感染血吸虫病主要有哪些药物？

日本血吸虫病不仅可以药物治疗，而且还可以药物预防。已报道的药物主要有青蒿琥酯和蒿甲醚。由于青蒿琥酯和蒿甲醚杀灭血吸虫的敏感时期不同，因此两者在用药方面有所差异。青蒿琥酯于接触疫水后7天口服首剂，以后每隔7～15天服用1次，直到脱离疫水后7天再加服一次，对人体的保护率可达90%～100%；蒿甲醚于接触疫水后7～15天服用首剂，以后每隔15天服用1次，直到脱离疫水后7～15天再加服一次。

82.哪些地区的人易患血吸虫病？

在有钉螺的湖洲、滩地、水网地带、湖泊、水田、沟渠等地区活动的人易患血吸虫病。

83.血吸虫病会不会发生人与人互相传染？

血吸虫病传染的必要条件是接触到血吸虫尾蚴，尾蚴的发育史是虫卵从孵化出毛蚴，毛蚴进入钉螺体内再发育成尾蚴，而病人体内只能排出血吸虫虫卵，所以血吸虫病不会发生人与人之间的平行传染。

在家畜和实验动物中证实血吸虫病可以通过胎盘垂直传染，患血吸虫病的母亲有可能通过胎盘传染给婴儿。

84.屠宰血吸虫病牲畜和加工病畜内脏会感染血吸虫病吗?

因为屠宰的牲畜体内没有让人感染发生血吸虫病的尾蚴，所以屠宰患血吸虫病的牲畜和加工病畜内脏是不会感染血吸虫病的。

85.血吸虫病感染与性别、年龄和职业有关吗?

不同种族、性别、年龄的人群都可以感染血吸虫病。但是传统习惯等原因导致不同性别、年龄的人由于所从事的工种存在差异，感染血吸虫的概率也会有差异，比如妇女会通过洗衣物、洗菜、下田劳作而感染血吸虫病，青壮年男士会通过打渔、游泳等工作而感染血吸虫病，老人和小孩就很少到容易感染血吸虫病的地区劳动，所以，现实生活中会有青壮年比老人和小孩感染比例多、妇女比男士感染多的现象。血吸虫病感染与性别、年龄没有关联，只与所从事的具体工作有关联。

86.渔船民如何降低感染血吸虫病的风险?

首先要养成文明的生活习惯，不随地解大便，在野外或船上的工人要收集和处理好粪便，不将未经处理的粪便排放到水中。其次是打渔工作中要作好个人防护，比如穿尼龙裤、打绑腿、涂防护油或防护膏、穿雨靴等，有条件的使用1%的氯硝柳胺浸泡衣裤、手套、袜子、绑腿等则效果更佳。另外经常接触疫水的渔民，每年11月至次年3月，至少要口服一次抗血吸虫病药物吡喹酮。

87.农民怎样降低感染血吸虫病的风险?

重点是避免或减少接触疫水。一是要坚持做到不去有钉螺地区放牧家畜、捉鱼摸虾、洗菜、洗衣物和游泳。二是因生产和生活不可避免在疫水中劳动，比如种田、防汛、水利施工时，要穿戴防护用具，尽量穿胶鞋（雨靴）、尼龙裤、穿防护服、打绑腿、涂防护剂等，有条件的使用1%的氯硝柳胺浸泡衣裤、手套、袜子、绑腿等则效果更佳。三是要改变一些不良的传统生产生活习惯，比如将水田改为旱田和挖池养鱼，减少钉螺孳生的环境，淘汰耕牛使用机器耕作，改传统放牧为圈养舍饲。要注意安全饮水，饮用自来水或井水，尽量不喝生水。

88.去血吸虫病疫区旅游要注意什么?

要养成良好的卫生习惯，不去有钉螺环境的地区比如湿地、洲滩、孤岛、水库、水塘、水沟等地游玩，旅游过程中不玩水，不喝生水，不生吃这些环境中的食物。

血吸虫病防治条例

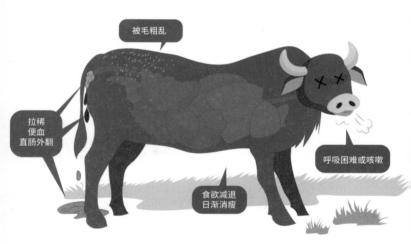

被毛粗乱

拉稀
便血
直肠外翻

呼吸困难或咳嗽

食欲减退
日渐消瘦

第一章　总　　则

第一条　为了预防、控制和消灭血吸虫病，保障人体健康、动物健康和公共卫生，促进经济社会发展，根据传染病防治法、动物防疫法，制定本条例。

第二条　国家对血吸虫病防治实行预防为主的方针，坚持防治结合、分类管理、综合治理、联防联控，人与家畜同步防治，重点加强对传染源的管理。

第三条　国务院卫生主管部门会同国务院有关部门制定全国血吸虫病防治规划并组织实施。国务院卫生、农业、水利、林业主管部门依照本条例规定的职责和全国血吸虫病防治规划，制定血吸虫病防治专项工作计划并组织实施。

有血吸虫病防治任务的地区（以下称血吸虫病防治地区）县级以上地方人民政府卫生、农业或者兽医、水利、林业主管部门依照本条例规定的职责，负责本行政区域内的血吸虫病防治及其监督管理工作。

第四条　血吸虫病防治地区县级以上地方人民政府统一领导本行政区域内的血吸虫病防治工作；根据全国血吸虫病防治规划，制定本行政区域的血吸虫病防治计划并组织实施；建立健全血吸虫病防治工作协调机制和工作责任制，对有关部门承担的血吸虫病防治工作进行综合协调和考核、监督。

第五条　血吸虫病防治地区村民委员会、居民委员会应当协助地方各级人民政府及其有关部门开展血吸虫病防治的宣传教育，组织村民、居民参与血吸虫病防治工作。

第六条　国家鼓励血吸虫病防治地区的村民、居民积极参与血吸虫病防治的有关活动；鼓励共产主义青年团等社会组织动员青年团员等积极参与血吸虫病防治的有关活动。

血吸虫病防治地区地方各级人民政府及其有关部门应当完善有关制度，方便单位和个人参与血吸虫病防治的宣传教育、捐赠等活动。

第七条　国务院有关部门、血吸虫病防治地区县级以上地方人民政府及其有关部门对在血吸虫病防治工作中做出显著成绩的单位和个人，给予表彰或者奖励。

第二章　预　　防

第八条　血吸虫病防治地区根据血吸虫病预防控制标准，划分为重点防治地区和一般防治地区。具体办法由国务院卫生主管部门会同国务院农业主管部门制定。

第九条　血吸虫病防治地区县级以上地方人民政府及其有关部门应当组织各类新闻媒体开展公益性血吸虫病防治宣传教育。各类新闻媒体应当开展公益性血吸虫病防治宣传教育。

血吸虫病防治地区县级以上地方人民政府教育主管部门应当组织各级各类学校对学生开展血吸虫病防治知识教育。各级各类学校应当对学生开展血吸虫病防治知识教育。

血吸虫病防治地区的机关、团体、企业事业单位、个体经济组织应当组织本单位人员学习血吸虫病防治知识。

第十条　处于同一水系或者同一相对独立地理环境的血吸虫病防治地区各地方人民政府应当开展血吸虫病联防联控，组织有关部门和机构同步实施下列血吸虫病防治措施：

（一）在农业、兽医、水利、林业等工程项目中采取与血吸虫病防治有关的工程措施；

（二）进行人和家畜的血吸虫病筛查、治疗和管理；

（三）开展流行病学调查和疫情监测；

（四）调查钉螺分布，实施药物杀灭钉螺；

（五）防止未经无害化处理的粪便直接进入水体；

（六）其他防治措施。

第十一条　血吸虫病防治地区县级人民政府应当制定本行政区域的血吸虫病联防联控方案，组织乡（镇）人民政府同步实施。

血吸虫病防治地区两个以上的县、不设区的市、市辖区或者两个以上设区的市需要同步实施血吸虫病防治措施的，其共同的上一级人民政府应当制定血吸虫病联防联控方案，并组织实施。

血吸虫病防治地区两个以上的省、自治区、直辖市需要同步实施血吸虫病防治措施的，有关省、自治区、直辖市人民政府应当共同制定血吸虫病联防联控方案，报国务院卫生、农业主管部门备案，由省、自治区、直辖市人民政府组织实施。

第十二条　在血吸虫病防治地区实施农业、兽医、水利、林业等工程项目以及开展人、家畜血吸虫病防治工作，应当符合相关血吸虫病防治技术规范的要求。相关血吸虫病防治技术规范由国务院卫生、农业、水利、林业主管部门分别制定。

第十三条　血吸虫病重点防治地区县级以上地方人民政府应当在渔船集中停靠地设点发放抗血吸虫基本预防药物；按照无害化要求和血吸虫病防治技术规范修建公共厕所；推行在渔船和水上运输工具上安装和使用粪便收集容器，并采取措施，对所收集的粪便进行集中无害化处理。

第十四条　县级以上地方人民政府及其有关部门在血吸虫病重点防治地区，应当安排并组织实施农业机械化推广、农村改厕、沼气池建设以及人、家畜饮用水设施建设等项目。

国务院有关主管部门安排农业机械化推广、农村改厕、沼气池建设以及人、家畜饮用水设施建设等项目，应当优先安排血吸虫病重点防治地区的有关项目。

第十五条　血吸虫病防治地区县级以上地方人民政府卫生、农业主管部门组织实施农村改厕、沼气池建设项目，应当按照无害化要求和血吸虫病防治技术规范，保证厕所和沼气池具备杀灭粪便中血吸虫卵的功能。

血吸虫病防治地区的公共厕所应当具备杀灭粪便中血吸虫卵的功能。

第十六条　县级以上人民政府农业主管部门在血吸虫病重点防治地区应当适应血吸虫病防治工作的需要，引导和扶持农业种植结构的调整，推行以机械化耕作代替牲畜耕作的措施。

县级以上人民政府农业或者兽医主管部门在血吸虫病重点防治地区应当引导和扶持养殖结构的调整，推行对牛、羊、猪等家畜的舍饲圈养，加强对圈养家畜粪便的无害化处理，开展对家畜的血吸虫病检查和对感染血吸虫的家畜的治疗、处理。

第十七条　禁止在血吸虫病防治地区施用未经无害化处理的粪便。

第十八条　县级以上人民政府水利主管部门在血吸虫病防治地区进行水利建设项目，应当同步建设血吸虫病防治设施；结合血吸虫病防治地区的江河、湖泊治理工程和人畜饮水、灌区改造等水利工程项目，改善水环境，防止钉螺孳生。

第十九条　县级以上人民政府林业主管部门在血吸虫病防治地区应当结合退耕还林、长江防护林建设、野生动物植物保护、湿地保护以及自然保护区建设等林业工程，开展血吸虫病综合防治。

县级以上人民政府交通主管部门在血吸虫病防治地区应当结合航道工程建设，开展血吸虫病综合防治。

第二十条　国务院卫生主管部门应当根据血吸虫病流行病学资料、钉螺分布以及孳生环境的特点、药物特性，制定药物杀灭钉螺工作规范。

血吸虫病防治地区县级人民政府及其卫生主管部门应当根据药物杀灭钉螺工作规范，组织实施本行政区域内的药物杀灭钉螺工作。

血吸虫病防治地区乡（镇）人民政府应当在实施药物杀灭钉螺7日前，公告施药的时间、地点、种类、方法、影响范围和注意事项。有关单位和个人应当予以配合。

杀灭钉螺严禁使用国家明令禁止使用的药物。

第二十一条　血吸虫病防治地区县级人民政府卫生主管部门会同同级人民政府农业或者兽医、水利、林业主管部门，根据血吸虫病监测等流行病学资料，划定、变更有钉螺地带，并报本级人民政府批准。县级人民政府应当及时公告有钉螺地带。

禁止在有钉螺地带放养牛、羊、猪等家畜，禁止引种在有钉螺地带培育的芦苇等植物和农作物的种子、种苗等繁殖材料。

乡（镇）人民政府应当在有钉螺地带设立警示标志，并在县级人民政府作出解除有钉螺地带决定后予以撤销。警示标志由乡（镇）人民政府负责保护，所在地村民委员会、居民委员会应当予以协助。任何单位或者个人不得损坏或者擅自移动警示标志。

在有钉螺地带完成杀灭钉螺后，由原批准机关决定并公告解除本条第二款规定的禁止行为。

第二十二条　医疗机构、疾病预防控制机构、动物防疫监督机构和植物检疫机构应当根据血吸虫病防治技术规范，在各自的职责范围内，开展血吸虫病的监测、筛查、预测、流行病学调查、疫情报告和处理工作，开展杀灭钉螺、血吸虫病防治技术指导以及其他防治工作。

血吸虫病防治地区的医疗机构、疾病预防控制机构、动物防疫监督机构和植物检疫机构应当定期对其工作人员进行血吸虫病防治知识、技能的培训和考核。

第二十三条　建设单位在血吸虫病防治地区兴建水利、交通、旅游、能源等大型建设项目，应当事先提请省级以上疾病预防控制机构对施工环境进行卫生调查，并根据疾病预防控制机构的意见，采取必要的血吸虫病预防、控制措施。施工期间，建设单位应当设专人负责工地上的血吸虫病防治工作；工程竣工后，应当告知当地县级疾病预防控制机构，由其对该地区的血吸虫病进行监测。

第三章　疫情控制

第二十四条　血吸虫病防治地区县级以上地方人民政府应当根据有关法律、行政法规和国家有关规定，结合本地实际，制定血吸虫病应急预案。

第二十五条　急性血吸虫病暴发、流行时，县级以上地方人民政府应当根据控制急性血吸虫病暴发、流行的需要，依照传染病防治法和其他有关法律的规定采取紧急措施，进行下列应急处理：

（一）组织医疗机构救治急性血吸虫病病人；

（二）组织疾病预防控制机构和动物防疫监督机构分别对接触疫水的人和家畜实施预防性服药；

（三）组织有关部门和单位杀灭钉螺和处理疫水；

（四）组织乡（镇）人民政府在有钉螺地带设置警示标志，禁止人和家畜接触疫水。

第二十六条　疾病预防控制机构发现急性血吸虫病疫情或者接到急性血吸虫病暴发、流行报告时，应当及时采取下列措施：

（一）进行现场流行病学调查；

（二）提出疫情控制方案，明确有钉螺地带范围、预防性服药的人和家畜范围，以及采取杀灭钉螺和处理疫水的措施；

（三）指导医疗机构和下级疾病预防控制机构处理疫情；

（四）卫生主管部门要求采取的其他措施。

第二十七条　有关单位对因生产、工作必须接触疫水的人员应当按照疾病预防控制机构的要求采取防护措施，并定期组织进行血吸虫病的专项体检。

血吸虫病防治地区地方各级人民政府及其有关部门对因防汛、抗洪抢险必须接触疫水的人员，应当按照疾病预防控制机构的要求采取防护措施。血吸虫病防治地区县级人民政府对参加防汛、抗洪抢险的人员，应当及时组织有关部门和机构进行血吸虫病的专项体检。

第二十八条　血吸虫病防治地区县级以上地方人民政府卫生、农业或者兽医主管部门应当根据血吸虫病防治技术规范，组织开展对本地村民、居民和流动人口血吸虫病以及家畜血吸虫病的筛查、治疗和预防性服药工作。

血吸虫病防治地区省、自治区、直辖市人民政府应当采取措施，组织对晚期血吸虫病病人的治疗。

第二十九条　血吸虫病防治地区的动物防疫监督机构、植物检疫机构应当加强对本行政区域内的家畜和植物的血吸虫病检疫工作。动物防疫监督机构对经检疫发现的患血吸虫病的家畜，应当实施药物治疗；植物检疫机构对发现的携带钉螺的植物，应当实施杀灭钉螺。

凡患血吸虫病的家畜、携带钉螺的植物，在血吸虫病防治地区未经检疫的家畜、植物，一律不得出售、外运。

第三十条　血吸虫病疫情的报告、通报和公布，依照传染病防治法和动物防疫法的有关规定执行。

第四章　保障措施

第三十一条　血吸虫病防治地区县级以上地方人民政府应当根据血吸虫病防治规划、计划，安排血吸虫病防治经费和基本建设投资，纳入同级财政预算。

省、自治区、直辖市人民政府和设区的市级人民政府根据血吸虫病防治工作需要，对经济困难的县级人民政府开展血吸虫病防治工作给予适当补助。

国家对经济困难地区的血吸虫病防治经费、血吸虫病重大疫情应急处理经费给予适当补助，对承担血吸虫病防治任务的机构的基本建设和跨地区的血吸虫病防治重大工程项目给予必要支持。

第三十二条　血吸虫病防治地区县级以上地方人民政府编制或者审批血吸虫病防治地区的农业、兽医、水利、林业等工程项目，应当将有关血吸虫病防治的工程措施纳入项目统筹安排。

第三十三条　国家对农民免费提供抗血吸虫基本预防药物，对经济困难农民的血吸虫病治疗费用予以减免。

因工作原因感染血吸虫病的，依照《工伤保险条例》的规定，享受工伤待遇。参加城镇职工基本医疗保险的血吸虫病病人，不属于工伤的，按照国家规定享受医疗保险待遇。对未参加工伤保险、医疗保险的人员因防汛、抗洪抢险患血吸虫病的，按照县级以上地方人民政府的规定解决所需的检查、治疗费用。

第三十四条　血吸虫病防治地区县级以上地方人民政府民政部门对符合救助条件的血吸虫病病人进行救助。

第三十五条　国家对家畜免费实施血吸虫病检查和治疗，免费提供抗血吸虫基本预防药物。

第三十六条　血吸虫病防治地区县级以上地方人民政府应当根据血吸虫病防治工作需要和血吸虫病流行趋势，储备血吸虫病防治药物、杀灭钉螺药物和有关防护用品。

第三十七条　血吸虫病防治地区县级以上地方人民政府应当加强血吸虫病防治网络建设，将承担血吸虫病防治任务的机构所需基本建设投资列入基本建设计划。

第三十八条　血吸虫病防治地区省、自治区、直辖市人民政府在制定和实施本行政区域的血吸虫病防治计划时，应当统筹协调血吸虫病防治项目和资金，确保实现血吸虫病防治项目的综合效益。

血吸虫病防治经费应当专款专用，严禁截留或者挪作他用。严禁倒买倒卖、挪用国家免费供应的防治血吸虫病药品和其他物品。有关单位使用血吸虫病防治经费应当依法接受审计机关的审计监督。

第五章　监督管理

第三十九条　县级以上人民政府卫生主管部门负责血吸虫病监测、预防、控制、治疗和疫情的管理工作，对杀灭钉螺药物的使用情况进行监督检查。

第四十条　县级以上人民政府农业或者兽医主管部门对下列事项进行监督检查：

（一）本条例第十六条规定的血吸虫病防治措施的实施情况；

（二）家畜血吸虫病监测、预防、控制、治疗和疫情管理工作情况；

（三）治疗家畜血吸虫病药物的管理、使用情况；

（四）农业工程项目中执行血吸虫病防治技术规范情况。

第四十一条　县级以上人民政府水利主管部门对本条例第十八条规定的血吸虫病防治措施的实施情况和水利工程项目中执行血吸虫病防治技术规范情况进行监督检查。

第四十二条　县级以上人民政府林业主管部门对血吸虫病防治地区的林业工程项目的实施情况和林业工程项目中执行血吸虫病防治技术规范情况进行监督检查。

第四十三条　县级以上人民政府卫生、农业或者兽医、水利、林业主管部门在监督检查过程中，发现违反或者不执行本条例规定的，应当责令有关单位和个人及时改正并依法予以处理；属于其他部门职责范围的，应当移送有监督管理职责的部门依法处理；涉及多个部门职责的，应当共同处理。

第四十四条　县级以上人民政府卫生、农业或者兽医、水利、林业主管部门在履行血吸虫病防治监督检查职责时，有权进入被检查单位和血吸虫病疫情发生现场调查取证，查阅、复制有关资料和采集样本。被检查单位应当予以配合，不得拒绝、阻挠。

第四十五条　血吸虫病防治地区县级以上动物防疫监督机构对在有钉螺地带放养的牛、羊、猪等家畜，有权予以暂扣并进行强制检疫。

第四十六条　上级主管部门发现下级主管部门未及时依照本条例的规定处理职责范围内的事项，应当责令纠正，或者直接处理下级主管部门未及时处理的事项。

第六章　法律责任

第四十七条　县级以上地方各级人民政府有下列情形之一的，由上级人民政府责令改正，通报批评；造成血吸虫病传播、流行或者其他严重后果的，对负有责任的主管人员，依法给予行政处分；负有责任的主管人员构成犯罪的，依法追究刑事责任：

（一）未依照本条例的规定开展血吸虫病联防联控的；

（二）急性血吸虫病暴发、流行时，未依照本条例的规定采取紧急措施、进行应急处理的；

（三）未履行血吸虫病防治组织、领导、保障职责的；

（四）未依照本条例的规定采取其他血吸虫病防治措施的。

乡（镇）人民政府未依照本条例的规定采取血吸虫病防治措施的，由上级人民政府责令改正，通报批评；造成血吸虫病传播、流行或者其他严重后果的，对负有责任的主管人员，依法给予行政处分；负有责任的主管人员构成犯罪的，依法追究刑事责任。

第四十八条　县级以上人民政府有关主管部门违反本条例规定，有下列情形之一的，由本级人民政府或者上级人民政府有关主管部门责令改正，通报批评；造成血吸虫病传播、流行或者其他严重后果的，对负有责任的主管人员和其他直接责任人员依法给予行政处分；负有责任的主管人员和其他直接责任人员构成犯罪的，依法追究刑事责任：

（一）在组织实施农村改厕、沼气池建设项目时，未按照无害化要求和血吸虫病防治技术规范，保证厕所或者沼气池具备杀灭粪便中血吸虫卵功能的；

（二）在血吸虫病重点防治地区未开展家畜血吸虫病检查，或者未对感染血吸虫的家畜进行治疗、处理的；

（三）在血吸虫病防治地区进行水利建设项目，未同步建设血吸虫病防治设施，或者未结合血吸虫病防治地区的江河、湖泊治理工程和人畜饮水、灌区改造等水利工程项目，改善水环境，导致钉螺孳生的；

（四）在血吸虫病防治地区未结合退耕还林、长江防护林建设、野生动物植物保护、湿地保护以及自然保护区建设等林业工程，开展血吸虫病综合防治的；

（五）未制定药物杀灭钉螺规范，或者未组织实施本行政区域内药物杀灭钉螺工作的；

（六）未组织开展血吸虫病筛查、治疗和预防性服药工作的；

（七）未依照本条例规定履行监督管理职责，或者发现违法行为不及时查处的；

（八）有违反本条例规定的其他失职、渎职行为的。

第四十九条　医疗机构、疾病预防控制机构、动物防疫监督机构或者植物检疫机构违反本条例规定，有下列情形之一的，由县级以上人民政府卫生主管部门、农业或者兽医主管部门依据各自职责责令限期改正，通报批评，给予警告；逾期不改正，造成血吸虫病传播、流行或者其他严重后果的，对负有责任的主管人员和其他直接责任人员依法给予降级、撤职、开除的处分，并可以依法吊销有关责任人员的执业证书；负有责任的主管人员和其他直接责任人员构成犯罪的，依法追究刑事责任：

（一）未依照本条例规定开展血吸虫病防治工作的；

（二）未定期对其工作人员进行血吸虫病防治知识、技能培训和考核的；

（三）发现急性血吸虫病疫情或者接到急性血吸虫病暴发、流行报告时，未及时采取措施的；

（四）未对本行政区域内出售、外运的家畜或者植物进行血吸虫病检疫的；

（五）未对经检疫发现的患血吸虫病的家畜实施药物治疗，或者未对发现的携带钉螺的植物实施杀灭钉螺的。

第五十条　建设单位在血吸虫病防治地区兴建水利、交通、旅游、能源等大型建设项目，未事先提请省级以上疾病预防控制机构进行卫生调查，或者未根据疾病预防控制机构的意见，采取必要的血吸虫病预防、控制措施的，由县级以上人民政府卫生主管部门责令限期改正，给予警告，处5000元以上3万元以下的罚款；逾期不改正的，处3万元以上10万元以下的罚款，并可以提请有关人民政府依据职责权限，责令停建、关闭；造成血吸虫病疫情扩散或者其他严重后果的，对负有责任的主管人员和其他直接责任人员依法给予处分。

第五十一条　单位和个人损坏或者擅自移动有钉螺地带警示标志的，由乡（镇）人民政府责令修复或者赔偿损失，给予警告；情节严重的，对单位处1000元以上3000元以下的罚款，对个人处50元以上200元以下的罚款。

第五十二条　违反本条例规定，有下列情形之一的，由县级以上人民政府卫生、农业或者兽医、水利、林业主管部门依据各自职责责令改正，给予警告，对单位处1000元以上1万元以下的罚款，对个人处50元以上500元以下的罚款，并没收用于违法活动的工具和物品；造成血吸虫病疫情扩散或者其他严重后果的，对负有责任的主管人员和其他直接责任人员依法给予处分：

（一）单位未依照本条例的规定对因生产、工作必须接触疫水的人员采取防护措施，或者未定期组织进行血吸虫病的专项体检的；

（二）对政府有关部门采取的预防、控制措施不予配合的；

（三）使用国家明令禁止使用的药物杀灭钉螺的；

（四）引种在有钉螺地带培育的芦苇等植物或者农作物的种子、种苗等繁殖材料的；

（五）在血吸虫病防治地区施用未经无害化处理粪便的。

第七章　附　　则

第五十三条　本条例下列用语的含义：

血吸虫病，是血吸虫寄生于人体或者哺乳动物体内，导致其发病的一种寄生虫病。

疫水，是指含有血吸虫尾蚴的水体。

第五十四条　本条例自2006年5月1日起施行。

附录二

血吸虫病控制和消除标准

（GB 15976—2015）

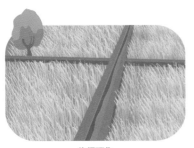

沟渠硬化

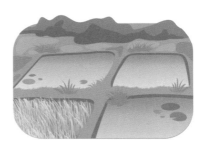

挖鱼池

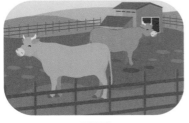

家畜圈养

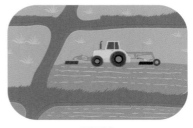

以机代牛

1　范围

本标准规定了我国血吸虫病疫情控制、传播控制、传播阻断和消除的要求及考核方法。

本标准适用于我国血吸虫病流行地区不同防治阶段目标的考核。

2　规范性引用文件

下列文件对于本文件的应用是必不可少的。凡是注日期的引用文件，仅注日期的版本适用于本文件。凡是不注日期的引用文件，其最新版本（包括所有的修改单）适用于本文件。

GB/T 18640—2002　家畜日本血吸虫病诊断技术

WS 261—2006　血吸虫病诊断标准

3　术语和定义

下列术语和定义适用于本文件。

3.1　血吸虫病 schistosomiasis

由血吸虫寄生于人和哺乳动物所引起的疾病，在我国特指日本血吸虫病(schistosomiasis japonica)。

注：改写 WS 261—2006,定义 2.1。

3.2　急性血吸虫病 acute schistosomiasis

由于人在短期内一次感染或再次感染大量血吸虫尾蚴而出现发热、肝脏肿大及周围血液嗜酸粒细胞增多等一系列的急性症状。潜伏期大多为30～60d，平均约为41.5d。

注：WS 261—2006，定义2.2。

3.3　感染性钉螺 infected oncomelania snail

含有日本血吸虫胞蚴、尾蚴的钉螺（*Oncomelania hupensis*）。

4　要求

4.1　疫情控制

应同时符合下列各项：

a) 居民血吸虫感染率低于5%；

b) 家畜血吸虫感染率低于5%；

c) 不出现急性血吸虫病暴发（见A.3）。

4.2　传播控制

应同时符合下列各项：

a) 居民血吸虫感染率低于1%；

b) 家畜血吸虫感染率低于1%；

c) 不出现当地感染的急性血吸虫病病人；

d) 连续2年以上查不到感染性钉螺。

4.3　传播阻断

应同时符合下列各项：

a) 连续5年未发现当地感染的血吸虫病病人；

b) 连续5年未发现当地感染的血吸虫病病畜；

c) 连续5年以上查不到感染性钉螺；

d) 以县为单位，建立和健全敏感、有效的血吸虫病监测体系（见A.6）。

4.4 消除

达到传播阻断要求后，连续5年未发现当地感染的血吸虫病病人、病畜和感染性钉螺。

5 考核方法

考核方法见附录A。

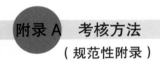

附录A 考核方法
（规范性附录）

A.1 在血吸虫病传播季节后，以行政村为单位开展考核评估工作。

A.2 在被考核的行政村，对90%以上6～65岁常住居民进行检查。血吸虫病的诊断按WS 261—2006的规定执行。

A.3 查阅被考核行政村的疫情档案资料，审核是否出现血吸虫病病人、病畜，急性血吸虫病病人及急性血吸虫病暴发。急性血吸虫病暴发是指以行政村为单位，2

周内发生当地感染的急性血吸虫病病例（包括确诊病例和临床诊断病例）≥10例，或被考核行政村同一感染地点1周内发生当地感染的急性血吸虫病病例≥5例。

A.4 在被考核的行政村，对当地最主要的家畜传染源进行检查，每种家畜至少检查100头，不足100头的全部检查。家畜血吸虫病的诊断按GB/T 18640—2002的规定执行。

A.5 在被考核的行政村，采用系统抽样结合环境抽样调查法对全部历史有螺环境和可疑环境进行钉螺的调查。采用敲击法鉴别钉螺死活，对活螺（至少解剖5000只活螺，不足5000只的全部解剖）采用压碎镜检法观察钉螺的血吸虫感染情况。

A.6 在被考核的流行县，建立敏感、有效的血吸虫病监测体系至少应达到以下要求：

a) 县、乡（镇）有专人负责血吸虫病监测工作，能及时发现并有效处置血吸虫病突发疫情；

b) 县级专业防治机构至少有1名熟练掌握血吸虫病检测技术的人员；

c) 有以村为单位的血吸虫病防控和监测工作档案资料；

d) 制定传播阻断后监测方案并实施监测巩固措施。

家畜日本血吸虫病诊断技术

（GB/T 18640—2017）

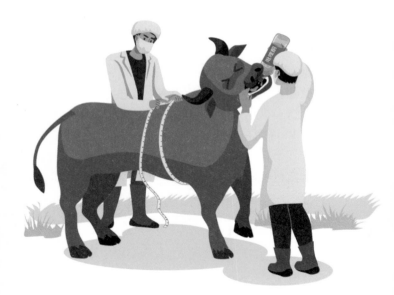

1 范围

本标准规定了家畜（牛、羊、猪、犬和马属动物）日本血吸虫病临床诊断、间接血凝试验（IHA）、病原学诊断的方法和程序。

本标准适用于家畜（牛、羊、猪、犬和马属动物）日本血吸虫病的诊断、检疫、流行病学调查和防治效果评价。

2 术语和定义

下列术语和定义适用于本标准。

2.1 日本血吸虫病 schistosomiasis japonica

由日本血吸虫感染人和动物所引起的疾病。

2.2 中间宿主 intermediate host

寄生虫在无性繁殖阶段所寄生的动物。

2.3 疫水 infected water

被细菌、病毒等微生物以及寄生虫所污染的、具有传染性的水源。

注：本标准中专指含有日本血吸虫尾蚴的水。

2.4 成虫 adult worm

性发育成熟的虫体。

2.5 虫卵 egg

雌虫和雄虫交配后产的卵。

2.6　毛蚴 myracidium

从血吸虫虫卵中孵化出的幼虫。

2.7　毛蚴孵化 miracidium hatching

虫卵转变成毛蚴的过程。

2.8　虫卵可溶性抗原 soluble egg antigen

虫卵裂解后释放的溶解于生理盐水的抗原分子。

2.9　间接血凝试验 indirect hemagglutination

以红细胞作为载体的间接凝集试验。

3　缩略语

下列缩略语适用于本文件。

IHA 间接血凝试验（indirect hemagglutination）

SEA 日本血吸虫虫卵可溶性抗原（soluble egg antigen）

4　材料与试剂

4.1　材料

竹筷、40～80目的铜筛滤杯、260目的尼龙筛兜、500mL量杯、粪桶、放大镜、显微镜、吸管、载玻片、盖玻片、取暖炉、水温计、盆、水缸、水桶、剪刀、闹钟、天平、脱脂棉、300～500mL长颈平底烧瓶或带顶管的塑料杯（500～1000mL）或500mL盐水瓶及与瓶口相配的10mL试管、家畜解剖刀具、手术剪、止血钳、内径5～10mm的铜管或玻璃管以及与此相匹配的橡皮管、96孔V形微孔血凝板（孔底角90°）、移液器及吸头、定性滤纸等。

4.2 孵化用水

自来水、河水、池水、井水等，pH值6.8～7.2。处理方法如下：自来水，在盛器中存放8h以上；河水、池水、井水等，加温至60℃以上，冷却；混浊的水，每50L水加明矾3～5g，充分搅拌，澄清。

4.3 试剂

日本血吸虫病IHA诊断液为日本血吸虫虫卵可溶性抗原SEA致敏绵羊红细胞或人"O"型红细胞，效价≥64。标准阴性血清，IHA效价≤4，标准阳性血清，IHA效价≥1280。生理盐水。市售或由指定单位提供。

5 仪器

5.1组织捣碎机（或高速分散均质机）。

5.2显微镜。

5.3解剖镜。

6 临床诊断

6.1 诊断原则

根据血吸虫病流行病学特点和临床症状进行诊断。

6.2 流行特点

容易感染日本血吸虫的家畜主要有牛、羊、猪、犬以及马属动物。中间宿主为钉螺。流行区主要分布于有钉螺孳生的长江以南十二个省（直辖市、自治区）；家畜因接触疫水而感染，大多数疫区的感染季节为3～11月。

6.3 临床症状

6.3.1 黄牛和奶牛主要临床症状

黄牛和奶牛主要临床症状如下：

——急性型症状：多见于重度感染小牛，偶见于成年黄牛。典型症状为体温升高达40℃以上，消瘦，被毛粗乱，拉稀，便血，生长停滞，黄牛使役力下降，奶牛产奶量下降，母畜不孕或流产。特别严重者肛门括约肌松弛，直肠外翻、疼痛，食欲不振，步态摇摆、久卧不起，呼吸缓慢，最后衰竭而死亡。

——慢性型症状：消瘦，畏寒，被毛粗乱，拉稀，偶有便血，精神不振。轻度感染者可无症状。

6.3.2 绵羊和山羊主要临床症状

食欲减退，消瘦，腹泻，下痢，贫血，精神不振。严重者至衰竭而死亡。

6.3.3 水牛、马属动物、猪和犬主要临床症状

一般没有明显临床症状。重度感染者有腹泻，下痢，贫血，消瘦，被毛粗乱等症状。

7 间接血凝试验（IHA）

7.1 血样采集

7.1.1 血清：颈静脉或耳缘静脉采血 1～2mL，静置自然析出血清或待血液凝固后 3000～5000r/min 离心 10min，分离血清，4℃保存。

7.1.2 血纸：在耳缘静脉采血 5～10 滴，滴于定性滤纸，于阴凉处晾干，放在干净白纸中，2d 内检测。也可保存于 4℃冰箱 1 月内检测。

7.2 操作方法

7.2.1 剪下 1cm×1.2cm 血纸，加 200μL 生理盐水，浸泡 10min，为血纸浸泡液。取 100μL 用生理盐水作 1：2 稀释。

7.2.2 血清稀释：用生理盐水将血清作 1：10 和 1：20 稀释。

7.2.3 加样：取 1:10 和 1:20 稀释的血清或血纸浸泡液及 1：2 稀释的血纸浸泡液样品各 25μL，加入 96 孔 V 形微孔血凝板样品孔，每个稀释度样品加 2 孔。每块血凝板需设标准阳性血清、标准阴性血清和生理盐水对照。

7.2.4 加诊断液：每孔加 25μL 诊断液，振荡混匀。

7.2.5 孵育：室温孵育 1～2h，然后观察并判定结果。

7.3 判定

7.3.1 判定方法

判定方法如下：

——红细胞完全不凝集，即全部下沉到孔底中央，形成周缘整齐、紧密红色圆点，为阴性（－）；

——红细胞25%以下凝集，即75%以上沉于孔底中央，形成较阴性小的红色圆点，周围有少量凝集红细胞，为弱阳性（＋）；

——红细胞约50%凝集，即约半数沉于孔底中央，形成更小红色圆点，周围有一层淡红色凝集红细胞，为阳性（＋＋）；

——红细胞全部凝集，均匀地分散于孔底，形成淡红色薄层，为强阳性（＋＋＋）。

7.3.2 判定标准

7.3.2.1 试验成立条件：当阳性对照血清全部为"＋＋"以上阳性，阴性对照血清及生理盐水各孔均为"－"时，试验成立，否则试验不成立，需检查原因，重新试验。

7.3.2.2 在4个试验孔中有一孔出现"＋"以上阳性时，被检血清判为阳性。

8 病原学诊断

8.1 剖检检查

8.1.1 虫体收集与观察

8.1.1.1 家畜剖杀后，从速剥皮，仰卧，剖开胸腔和腹腔，去胸骨。分开左右肺，结扎下腔静脉。

8.1.1.2 找出胸主动脉，沿血管平行方向开口，从离心方向插入带橡皮管的玻璃接管或铜管，并用棉线扎紧固定。橡皮管的另一端接自来水龙头。

8.1.1.3　分离肾脏，将进出肾脏的动、静脉结扎；同时将左右两侧的髂动脉和髂静脉结扎。

8.1.1.4　分离肝门静脉，向肝一端用棉线扎紧，离肝一端沿血管平行方向开口，插入带橡皮管的玻璃接管并固定。橡皮管的另一端接40目铜筛。

8.1.1.5　开启自来水并逐步加大水压。同时翻动肠和肠系膜，以利于血管内水的流动。当橡皮管的另一端出水无血色时，关闭龙头。

8.1.1.6　检查铜筛内是否有虫体。如无虫体，应仔细检查肠系膜静脉和直肠痔静脉是否有虫体。

8.1.1.7　将收集到的虫体置于解剖镜下观察。成虫形态特征为：雌雄异体，一般呈合抱状态；口、腹吸盘位于虫体前端；雄虫大小为（10～22mm）×（0.50～0.55mm），乳白色，腹吸盘以下虫体由两侧向腹面卷曲，呈圆柱形；雌虫圆柱形，前细后粗，大小为（15～26mm）×（0.14～0.28mm），肠管内含较多的红细胞消化后残留的物质而呈灰褐色。

8.1.2　肝脏组织压片检查

8.1.2.1　取出肝脏，肉眼观察。如发现肝脏表面白色结节，用眼科剪剪取结节，置载玻片上。每片可置4～5个结节。

8.1.2.2　取另一载玻片置结节之上，压紧，用胶布或橡皮筋固定。

8.1.2.3 将压好的载玻片置于低倍显微镜（10倍或40倍物镜）下检查。虫卵形态特征为淡黄色，椭圆形，卵壳均匀，无小卵盖，卵壳一侧有一小棘，大小为（74 ~ 106 μm）×（55 ~ 80 μm）。

8.1.3 肝脏虫卵毛蚴孵化检查

8.1.3.1 取肝组织10 ~ 20g，剪碎，加入20mL孵化用水，用组织捣碎机（或高速分散均质机）5000 ~ 10000r/min粉碎1 ~ 2min。

8.1.3.2 加入100mL孵化用水，混匀，均匀分成四份，分别进行毛蚴孵化。

8.1.3.3 孵化条件及毛蚴观察同8.2.3和8.2.4。

8.2 粪便毛蚴孵化法

8.2.1 粪样采集

8.2.1.1 采集新排出的粪便或直接从直肠中采取。

8.2.1.2 采粪量：牛、马属动物200g，猪100g，羊和犬粪40g，每份粪样需附上填好的送粪卡，送粪卡记录内容包括：采集地点、饲养员或畜主姓名、畜别、畜名或畜号、性别、年龄、妊娠状况和采粪日期。

8.2.1.3 于采粪当天送到检验室。

8.2.2 粪样处理

8.2.2.1 将每头家畜的粪样分三份，进行平行检测。每份检测粪量为：牛和马属动物50g，猪20g，羊、犬10g。

8.2.2.2 牛、猪和马属动物粪样：根据实际情况选用下列方法中的一种处理。

——将粪样装入尼龙筛兜中，用自来水在搅拌条件下（用竹筷）淘洗至滤液清澈，沥干。

——将粪样倒入铜筛中，铜筛置量杯上部，加孵化用水，淹没粪样，用竹筷搅拌至稀浆状，捞出铜筛，沥干后再次浸入，搅拌，如此3次。将量杯中细渣及粪水一并倒入尼龙兜中，用水冲淘洗至滤液清澈。

——将粪样倒入铜筛中，铜筛置塑料杯（带顶管塑料杯去盖和顶管）上部，加孵化用水淹没粪样，用竹筷搅拌至稀浆状，捞出铜筛，沥干后再次浸入，搅拌，如此3次。将塑料杯中粪样沉淀15min左右，倒去上层清液的三分之二。

——将粪样置于量杯或带顶管塑料杯中，加少量孵化用水搅匀，再加满孵化用水，沉淀15min左右，倒去上层清液的三分之一至二分之一。

8.2.2.3　羊粪：无需处理。

8.2.2.4　犬粪：将粪样置于铜筛滤杯，铜筛滤杯置于尼龙筛兜之上，用自来水冲淋并用竹筷搅拌至滤液清澈。

8.2.3　孵化

选用下列方法之一进行孵化。孵化条件为20～30℃、光照（日光或灯光）。

——长颈平底烧瓶孵化法：将上述处理后粪样装入长颈平底烧瓶，加25℃左右孵化用水至瓶口下4～5cm处，在水面加1～2cm厚的松软脱脂棉，补加孵化用水至高出脱脂棉约3cm。

——塑料杯顶管孵化法：将上述处理后粪样装入专用塑料杯，加孵化用水至杯口。盖上中间有孔的塑料盖，加满孵化用水。将顶管注孵化用水至管口1～2cm，管口蒙一层薄薄的脱脂棉，倒插入塑料盖孔中。

——顶管孵化法：将上述处理后粪样装入500mL盐水瓶，加满25℃左右孵化用水，将试管开口端外围缠绕一定胶布（能插入盐水瓶瓶口且不漏水），试管内加孵化用水至管口1～2cm，管口蒙一层薄薄的脱脂棉，迅速倒插入盐水瓶瓶口。

8.2.4　毛蚴观察

8.2.4.1　分别在孵育1h、3h和5h进行观察。观察时，将孵化杯（瓶）向着光源并衬以黑色背景。每个样品每次连续观察2min以上。如有怀疑，可用滴管将毛蚴吸出，置显微镜下进一步观察。

8.2.4.2　血吸虫毛蚴肉眼观察特征：为针尖大小、灰白色、梭形、折光性强，在近水面作水平或斜向直线折返运动。

8.2.4.3　血吸虫毛蚴显微观察特征：前部宽，中间有个顶突，两侧对称，后渐窄，周身有纤毛。

9　诊断结果

9.1　疑似

有流行病学接触史的动物，出现6.1.2所述临床症状或间接血凝试验（IHA）呈阳性。

9.2 确诊

活畜：粪便毛蚴孵化发现8.2.4.2和8.2.4.3所述特征的毛蚴。依据观察到的毛蚴数判定感染强度，1～5个毛蚴为+，6～10个毛蚴为++，11～20个毛蚴为+++，21个以上毛蚴为++++。

剖检：发现8.1.1.7所述特征的虫体，或肝组织压片发现8.1.2.3所述特征的虫卵，或肝脏虫卵毛蚴孵化发现8.2.4.2和8.2.4.3所述特征的毛蚴。

9.3 阴性

活畜：粪便毛蚴孵化未发现8.2.4.2和8.2.4.3所述特征的毛蚴。

剖检：未发现8.1.1.7所述特征的虫体，肝组织压片未发现8.1.2.3所述特征的虫卵，肝脏虫卵毛蚴孵化未发现8.2.4.2和8.2.4.3所述特征的毛蚴。

参 考 文 献

[1] 冯静兰，徐百万，等.动物血吸虫病防治手册. 北京：中国农业科学技术出版社， 1998.

[2] 徐百万，林矫矫，等.农业综合治理防控血吸虫病技术导则. 北京：中国农业科学技术出版社，2007.

[3] 林矫矫.家畜血吸虫病. 北京：中国农业出版社，2015.